JN122890

宮沢賢治の童話でまなぶ
ココロの寄り添い方

外里 冨佐江

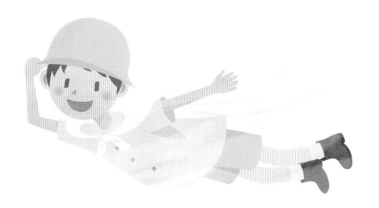

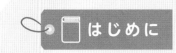

　この本を手に取ってくださってありがとうございます。

　あなたに思い出してほしいことがあります。

　小さい頃、記憶も定かでない時期に庭や野原の木々の下で草や花とお話しした思い出がありませんか。お花の下や草の影に妖精を見たことはありませんか。大きくなるにつれ、少しずつ記憶が薄れ、妖精のことも忘れてしまったのではないでしょうか。

　そのような思い出を持つあなたを、この本はお待ちしていました。子どもさんを持つお母さま、幼稚園や保育園の職員、医療系の養成施設の教員などの皆さまに補助教材として広く活用していただければと考えています。

　私は作業療法士で養成施設の教員です。ですから授業の補助教材として活用していただくことも可能なように工夫しています。

　養成施設の教員として日ごろ感じるのは、学生さんは豊かな感性を持ち、患者さんのために寄り添いたいと志す心優しい若者たちです。よくコミュニケーションが下手と捉えられるようですが、共感した感情を表現する手段を持ち合わせていないだけです。

　もちろん、若い彼らは、関東大震災も経験していませんし、戦争体験もありません。農家の嫁としての苦労話も実感できないでしょう。しかし想像する力は育てることができるはずです。彼らの豊かな感性を素直に表出してもらい、それを共感や想像力に結びつける授業方法はないものか、と試行錯誤して授業を組み立ててきました。

- 患者さんにどういうふうに話しかけていいのかわからない
- 会話が続かない
- 評価しなくてはいけないと思い、焦ってしまって
  …など

学 生

- マニュアルに頼って評価が表面的
- 個性がない
- 気持ちがつたわらない
- 患者さんへの対応がぶっきらぼう …など

実習指導者

　この本では、27つの素材を取り上げて徹底的に感じて、気持ちを言葉で表現するように組み立ててあります。日常のありふれた生活の一コマに眼を向けてそこからさまざまなことを感じてもらい、それを言葉にし、イメージしてもらうことを主眼に置いています。正解はありません。どのような発言をしても、許される場を提供し、その状況から限りなく想像を膨らませていただきたいのです。

　題材として、宮沢賢治の作品を二作品選びました。教科書にも掲載されている「やまなし」と小品の「おきなぐさ」です（出典：青空文庫）。どちらも、植物や生き物を扱い、自然の中の出来事を美しく描いている作品です。宮沢賢治の作品は、作品に力があるからでしょうか、いくら読んでも尽きることのない、面白さ、楽しさ、深みが存在するように思います。そこには、正解のない美しい世界が存在しています。

　本を手に取り、何度も、何度も反芻することで、人の感性が成長していくのではないかと考えています。どうぞ、妖精とお話をしたあの頃の子どもに戻ってページをめくっていただければと思います。

　　2020年8月

外里冨佐江

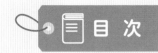

目 次

1．最初に童話の文章を読む（音読で2回以上）

これは、感性を惹起させる準備のためにぜひお願いしたいと思います。人間は行動を起こす（声を発声する）ことで、全身で聞く、聴くという緊張感を持ちます。音読が小学校以来という学生もいて、いい緊張感を生みます。一音、一音をしっかりと発声します。

2．わからない言葉などのチェック

学生が集団もしくは個人で調べて発表する、答えを出すなどをします。

難しい漢字、方言などが出てきますので、時間をとって調べてもらいます。インターネットを使用できる環境であれば、検索して発表してもらいます。

3．課題に取り組む

本文の文章を数行提示してありますので、進行役の「カニ」「風の又三郎」が「課題」を出します。

それに対応する形で、学生の考えが吹き出しに書かれてあります。導入ですので、それを手がかりに、学生に考えてもらいます。学生が考えたことをノートに記入して発表してもらいます。本の最後にあるワークブック（資料1、2）をコピーして記入することもできます。個人・集団にかかわらず、必ず発表してそれに対して正のフィードバックをしてください。

進行役の「課題」にかかわらず、「ほかに考えることあるかな、何か別の意見や不思議に思ったことあるかな？　なんでもいいから発言してみよう。声を出すのは大切だよ…」などさまざまな質問を提示するように試みてください。学生のほうから思いがけない発言があり、相互の学びが深まります。

4．ページ最後の「ねらい」も手がかり

各ページで、課題を進めていきます。ページの最後に「ねらい」を書きました。「ねらい」が書かれてあると、学生さんの思考や感じ方の手がかりになります。

この「ねらい」にとどまらず、発想がどんどん広がっていくと楽しいですね。

5．フィードバック

最後に感想や疑問やうまく表現できたかどうか、フィードバック用紙を準備しました（資料3）。参考にしてください。

6．質問の答えも判断材料に

養成施設で使用できるように、質問文をGoogleフォームで作成したものを見本として巻末に貼付しました（資料4）。URLでアクセスしてデータ化することも可能です。テキストデータとして保存して教育の効果などの判断材料としても使用できます。

7．最後には感想を

最後に資料5には、ある施設での臨床家にパワーポイントで説明した研修会の感想を許可を得て提示しました。

以上、それぞれの学生さんのペースに合わせて、テキストを進めていただくといいかと思います。

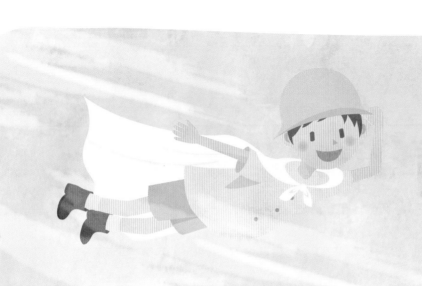

はじめまして！

僕は風の又三郎だよ。
風に乗っていろいろなところに行くんだ。

風に乗るのは気持ちがいいよ。
ふわっと体がうくんだよ。いいだろう！

空の上から見ると、草原って、とてもきれいなんだよ。

草原に咲いている小さい花もよく見えるんだ。

ひとつめのお話は、その種山が原に咲く
小さなお花のお話だよ。

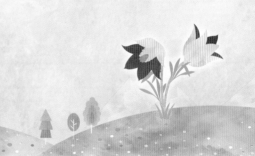

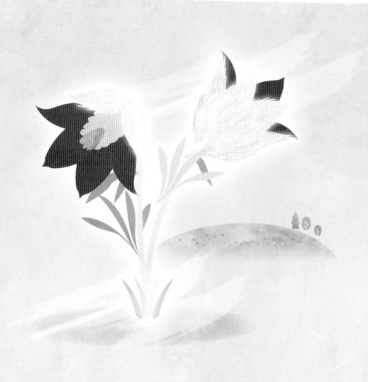

作品にでてくるおきなぐさは、
漢字で「翁草」とかきます。
地方では、「うずのしゅげ」といわれて
いるんだよ。

おきなぐさは、冠毛があり、
下をむいて花を咲かせ、
種を風に乗せて繁殖します。

タンポポみたいだよ。目立たない花なんだ。

それでは、物語を読んでみましょう！

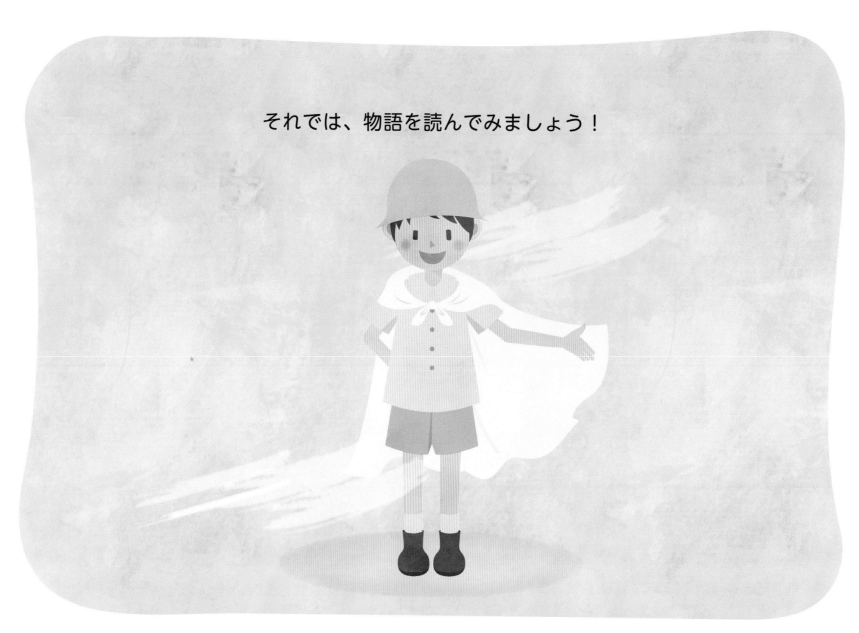

宮沢賢治の童話でまなぶココロの寄り添い方
〜その１〜

おきなぐさ

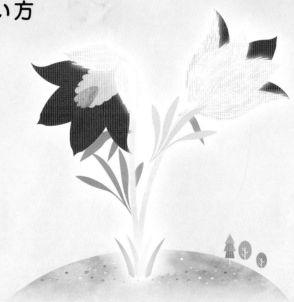

おきなぐさ　　宮沢 賢治

「うずのしゅげ」を知っていますか。

「うずのしゅげ」は、植物学では「おきなぐさ」と呼ばれますが、「おきなぐさ」という名はなんだかあのやさしい若い花をあらわさないようにおもいます。

そんなら「うずのしゅげ」とはなんのことかと言われても私にはわかったようなまたわからないような気がします。

それはたとえば私どもの方で、ねこやなぎの花芽をべんべろと言いますが、そのべんべろがなんのことかわかったようなわからないような気がするのと全くおなじです。とにかくべんべろという語のひびきの中に、あの柳の花芽の銀びろうどのこころもち、なめらかな春のはじめの光のぐあいが実にはっきり出ているように、「うずのしゅげ」というときは、あの毛莨科の「おきなぐさ」の黒朱子の花びら、青じろいやはり銀びろうどの刻みのある葉、それから六月のつやつや光る冠毛がみなはっきりと眼にうかびます。

まっ赤なアネモネの花の従兄、「きみかげそう」や「かたくり」の花のともだち、この「うずのしゅげ」の花をきらいなものはありません。

ごらんなさい。この花は黒朱子ででもこしらえた変わり型のコップのように見えますが、その黒いのは、たとえば葡萄酒が黒く見えると同じです。この花の下を始終往ったり来たりする蟻に私はたずねます。

「おまえは『うずのしゅげ』はすきかい、きらいかい」

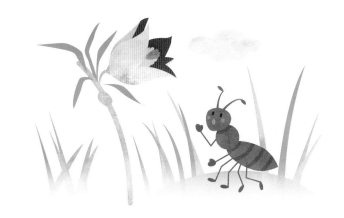

蟻は活発に答えます。

「大すきです。誰だってあの人をきらいなものはありません」

「けれどもあの花はまっ黒だよ」

「いいえ、黒く見える時もそれはあります。

　けれどもまるで燃えあがってまっ赤な時もあります」

「はてな、お前たちの眼にはそんなぐあいに見えるのかい」

「いいえ、お日さまの光の降る時なら誰にだってまっ赤に見えるだろうと思います」

「そうそう。もうわかったよ。お前たちはいつでも花をすかして見るのだから」

「そしてあの葉や茎だって立派でしょう。やわらかな銀の糸が植えてあるようでしょう。私たちの仲間では誰かが病気にかかったときはあの糸をほんのすこうしもらって来てしずかにからだをさすってやります」

「そうかい。それで、結局、お前たちは『うずのしゅげ』は大すきなんだろう」

「そうです」

「よろしい。さよなら。気をつけておいで」

この通りです。

また向こうの、黒いひのきの森の中のあき地に山男がいます。山男はお日さまに向いて倒れた木に腰掛けて何か鳥を引き裂いてたべようとしているらしいのですが、なぜあの黝んだ黄金の眼玉を地面にじっと向けているのでしょう。鳥をたべることさえ忘れたようです。

あれは空地のかれ草の中に一本の「うずのしゅげ」が花をつけ風にかすかにゆれているのを見ているからです。

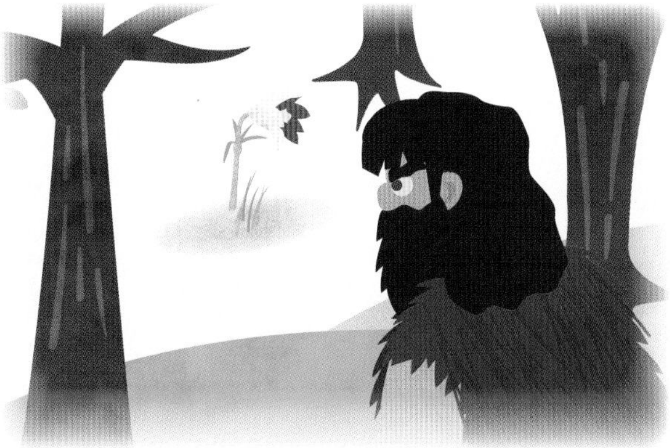

私は去年のちょうど今ごろの風のすきとおったある日の
ひるまを思い出します。

　それは小岩井農場の南、あのゆるやかな七つ森のいちば
ん西のはずれの西がわでした。かれ草の中に二本の「うず
のしゅげ」が、もうその黒いやわらかな花をつけていまし
た。

　まばゆい白い雲が小さな小さなきれになって砕けてみだ
れて、空をいっぱい東の方へどんどんどんどん飛びました。

　お日さまは何べんも雲にかくされて銀の鏡のように白く
光ったり、またかがやいて大きな宝石のように蒼ぞらの淵
にかかったりしました。

　山脈の雪はまっ白に燃え、眼の前の野原は黄いろや茶の
縞になってあちこち掘り起こされた畑は鳶いろの四角なき
れをあてたように見えたりしました。

　「おきなぐさ」はその変幻の光の奇術の中で夢よりもしず
かに話しました。

　「ねえ、雲がまたお日さんにかかるよ。そら向こうの畑が
もう陰になった」

　「走って来る、早いねえ、もうから松も暗くなった。もう
越えた」

　「来た、来た。おおくらい。急にあたりが青くしんとなっ
た」

　「うん、だけどもう雲が半分お日さんの下をくぐってし
まったよ。すぐ明るくなるんだよ」

　「もう出る。そら、ああ明るくなった」

　「だめだい。また来るよ、そら、ね、もう向こうのポプラ
の木が黒くなったろう」

　「うん。まるでまわり燈籠のようだねえ」

　「おい、ごらん。山の雪の上でも雲のかげがすべってるよ。
あすこ。そら。ここよりも動きようがおそいねえ」

　「もうおりて来る。ああこんどは早い早い、まるで落ちて
来るようだ。もうふもとまで来ちゃった。おや、どこへ行っ
たんだろう、見えなくなってしまった」

　「不思議だねえ、雲なんてどこから出て来るんだろう。ね
え、西の空は青じろくて光ってよく晴れてるだろう。そし

て風がどんどん空を吹いてるだろう。それだのにいつまでたっても雲がなくならないじゃないか」

「いいや、あすこから雲が湧いて来るんだよ。そら、あすこに小さな小さな雲きれが出たろう。きっと大きくなるよ」

「ああ、ほんとうにそうだね、大きくなったねえ。もう兎ぐらいある」

「どんどんかけて来る。早い早い、大きくなった、白熊のようだ」

「またお日さんへかかる。暗くなるぜ、奇麗だねえ。ああ奇麗。雲のへりがまるで虹で飾ったようだ」

西の方の遠くの空でさっきまで一生けん命啼いていたひばりがこの時風に流されて羽を変にかしげながら二人のそばに降りて来たのでした。

「今日は、風があっていけませんね」

「おや、ひばりさん、いらっしゃい。今日なんか高いとこは風が強いでしょうね」

「ええ、ひどい風ですよ。大きく口をあくと風が僕のから

だをまるで麦酒瓶のようにボウと鳴らして行くくらいですからね。わめくも歌うも容易のこっちゃありませんよ」

「そうでしょうね。だけどここから見ているとほんとうに風はおもしろそうですよ。僕たちも一ぺん飛んでみたいなあ」

「飛べるどこじゃない。もう二か月お待ちなさい。いやでも飛ばなくちゃなりません」

それから二か月めでした。私は御明神へ行く途中もう一ぺんそこへ寄ったのでした。

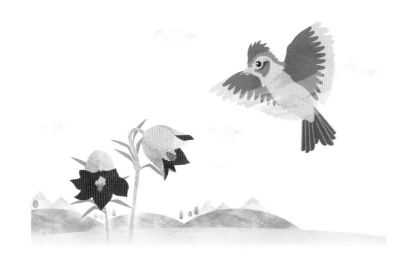

丘はすっかり緑で「ほたるかずら」の花が子供の青い瞳のよう、小岩井の野原には牧草や燕麦がきんきん光っておりました。風はもう南から吹いていました。

　春の二つの「うずのしゅげ」の花はすっかりふさふさした銀毛の房にかわっていました。野原のポプラの錫いろの葉をちらちらひるがえし、ふもとの草が青い黄金のかがやきをあげますと、その二つの「うずのしゅげ」の銀毛の房はぷるぷるふるえて今にも飛び立ちそうでした。

　そしてひばりがひくく丘の上を飛んでやって来たのでした。

　「今日は。いいお天気です。どうです。もう飛ぶばかりでしょう」

　「ええ、もう僕たち遠いとこへ行きますよ。どの風が僕たちを連れて行くかさっきから見ているんです」

　「どうです。飛んで行くのはいやですか」

　「なんともありません。僕たちの仕事はもう済んだんです」

　「こわかありませんか」

　「いいえ、飛んだってどこへ行ったって野はらはお日さんのひかりでいっぱいですよ。僕たちばらばらになろうたって、どこかのたまり水の上に落ちようたって、お日さんちゃんと見ていらっしゃるんですよ」

　「そうです、そうです。なんにもこわいことはありません。僕だってもういつまでこの野原にいるかわかりません。もし来年もいるようだったら来年は僕はここへ巣をつくりますよ」

　「ええ、ありがとう。ああ、僕まるで息がせいせいする。きっと今度の風だ。ひばりさん、さよなら」

　「僕も、ひばりさん、さよなら」

　「じゃ、さよなら、お大事においでなさい」

奇麗なすきとおった風がやって参りました。まず向こうのポプラをひるがえし、青の燕麦に波をたてそれから丘にのぼって来ました。

「うずのしゅげ」は光ってまるで踊るようにふらふらして叫びました。

「さよなら、ひばりさん、さよなら、みなさん。お日さん、ありがとうございました」

そしてちょうど星が砕けて散るときのように、からだがばらばらになって一本ずつの銀毛はまっしろに光り、羽虫のように北の方へ飛んで行きました。そしてひばりは鉄砲玉のように空へとびあがって鋭いみじかい歌をほんのちょっと歌ったのでした。

私は考えます。なぜひばりは「うずのしゅげ」の銀毛の飛んで行った北の方へ飛ばなかったか、まっすぐに空の方へ飛んだか。

それはたしかに、二つの「うずのしゅげ」のたましいが天の方へ行ったからです。そしてもう追いつけなくなった

ときひばりはあのみじかい別れの歌を贈ったのだろうと思います。そんなら天上へ行った二つの小さなたましいはどうなったか、私はそれは二つの小さな変光星になったと思います。なぜなら変光星はあるときは黒くて天文台からも見えず、あるときは蟻が言ったように赤く光って見えるからです。

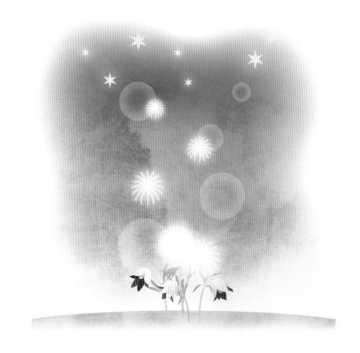

花の名前には地方特有の言い方があるんですね。
皆さんの地方では、ネコヤナギは、どのようによびますか？
ほかの植物でも知っていたらおしえてね。

おきなぐさって、見たことあるひといるかな。
どのあたりに生えているのかな。

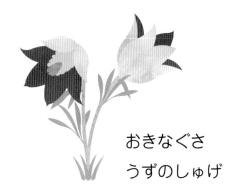

おきなぐさ
うずのしゅげ

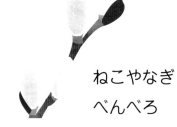

ねこやなぎ
べんべろ

ねらい
・知らない言葉や、表現を調べる。ことばの持つイメージを話し合いながら、想像をふくらませる。
・一見地味な目立たない花はどういう役目があるのか考える。

続きを考えよう！

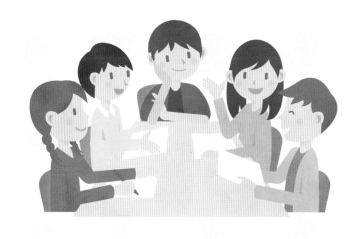

● おきなぐさってあんまり見たことないな。
あまり知らない。 写真で見ると、 ぼさぼさしてるね。
地味な花だね。 自己主張しないっていうか…

● 「おきな」っておじいさんのことじゃないの。

● ネコヤナギはあるけど…うちの地方では○○○と
いってるよ。 ベンベロ…早口ことばみたいだね。

「おまえは『うずのしゅげ』はすきかい、きらいかい」
　蟻は活発に答えます。
「大すきです。誰<ruby>誰<rt>だれ</rt></ruby>だってあの人をきらいなものはありません」

蟻は、みんなあの「うずのしゅげ」が
すきなんですね。どうしてだと思う。

蟻は活発に答えるって、
どういう感じがする？

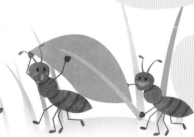

・好き、嫌いなど理屈では説明できない感情の奥を考える（感情は理屈をこえたもの）。
・蟻の動き回る様子を想像して、働き者などのイメージを感じる。

続きを考えよう！

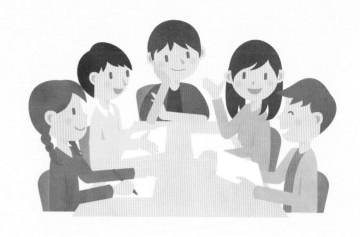

● 好きだから、好きなんじゃないの。
　でもみんな好きだっていってるのは、なぜだろう?

● 蟻っていつも動き回っているよね。

「けれどもあの花はまっ黒だよ」
「いいえ、黒く見えるときもそれはあります。けれどもまるで燃え
　あがってまっ赤な時もあります」
「はてな、お前たちの眼にはそんなぐあいに見えるのかい」

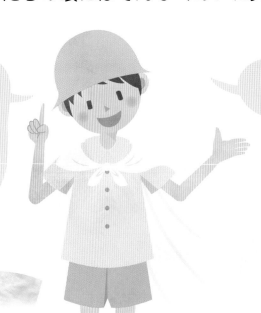

僕は、空から見ると、真っ黒
にしか見えなかったんだけど。
花が、真っ赤に見える時って、
どんな時かな。

僕に教えて。

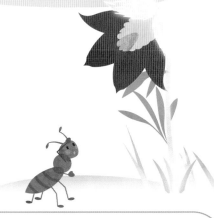

ねらい
・上から観察する人間の視点ではなく、下から見上げる蟻の視点を体験する。
・視点を変えることによって赤と黒の逆の見え方をすることに気づく。

続きを考えよう！

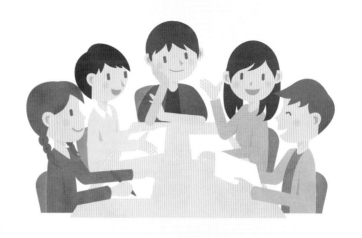

● 又三郎さんは、 空から見てるから、
　黒く見えるんだろう。

● 太陽が当たると、 花が真っ赤に見えるのは、
　下から見てるからかな?

課題 ❹

「いいえ、お日さまの光の降る時なら誰にだってまっ赤に見えるだろうと思います」
「そうそう。もうわかったよ。
　お前たちはいつでも花をすかして見るのだから」

じゃあ、僕、空から降りて、草原を歩いてみようかな。
蟻のように小さくなってみよう。

蟻になった時、周りからどんな
匂いがするかな。
ほかの生き物はいるかな。風や土の
湿り気、光を想像してみよう。
花をすかして見たら、
どんなふうに見えるのかな。

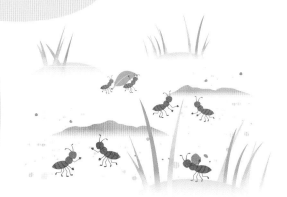

ねらい
・体を小さくするイメージを体験する。
・小さくなった自分をとりまく環境を想像して体験へ結びつける。

続きを考えよう！

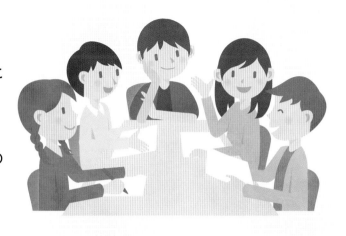

● えー、蟻になるの!　大変、不思議の国のアリスみたいに
小さくなるのね。　おもしろーい。
うーん、　まず、　雑草が大きく見えて目にささりそう。

● 小人がいる、　わおー!　ミミズが大きい。　匂いは、土の
匂いかな。

そしてあの葉や茎だって立派でしょう。やわらかな銀の糸が植えてあるようでしょう。私たちの仲間では誰かが病気にかかったときはほんのすこうしもらって来てしずかにからだをさすってやります。

蟻も働きすぎて病気になるんだね。
病院ないから、そういう時に、
あの銀の糸でさすってやるんだって。
どんな気持ちだろうね。

どうして冠毛が病気の蟻に
効果があるんだろう？

ねらい

・病気になった仲間をいやすこと、助け合うことを小さな蟻さえも行っていることを感じる。また、看病される蟻の気持ちを想像する。
・花の冠毛をいやしの道具に使うことの面白さを知る。

続きを考えよう！

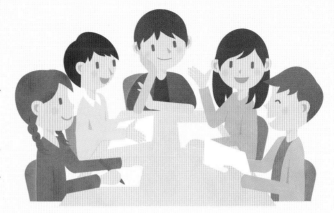

- たしかに、あの茎は太いね。ストローみたいだね。

- ネコヤナギの新芽は、たくさん並べて、敷き詰めてベッドにしたいな。

- あの花の糸を一本もらってきて、しずかに体をさすってやるんだって！　なんてやさしいんだろう。バイオリン弾くみたいにこするのかな?…
病気の蟻さんだったらうれしいだろうな……

黒いひのきの森の中のあき地に山男がいます。山男はお日さまに向いて倒（たお）れた木に腰掛（こしか）けて何か鳥を引き裂（さ）いてたべようとしているらしいのですが、なぜあの�21（くろ）ずんだ黄金（きん）の眼玉（めだま）を地面（じめん）にじっと向（む）けているのでしょう。

黒いひのきの森って、
どんなイメージがする？
山男が出てくるよ。
鳥を引き裂いて食べるんだって…

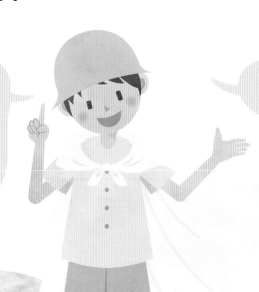

山男の黄金（きん）の眼玉って
どんな感じがする？

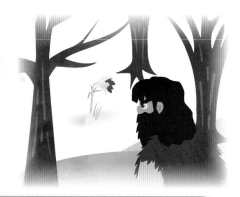

ねらい

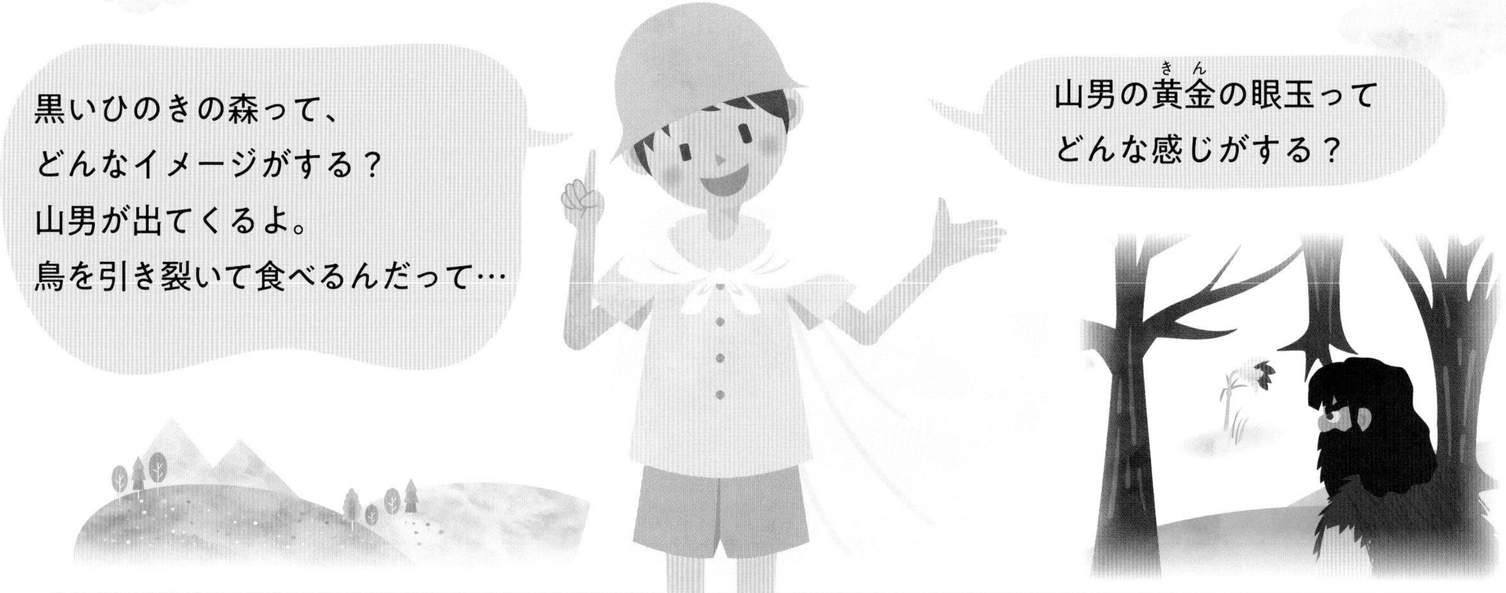

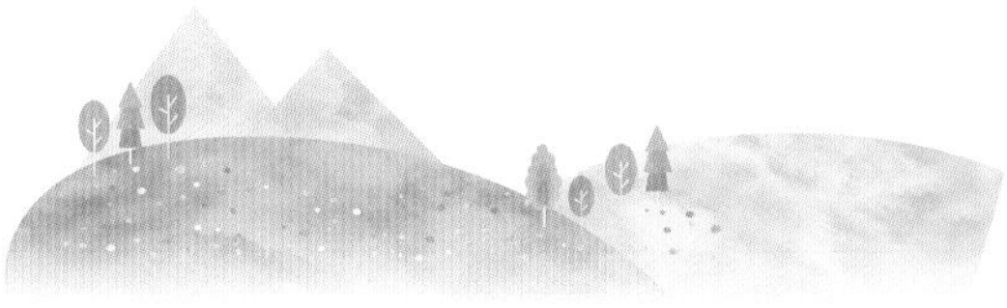

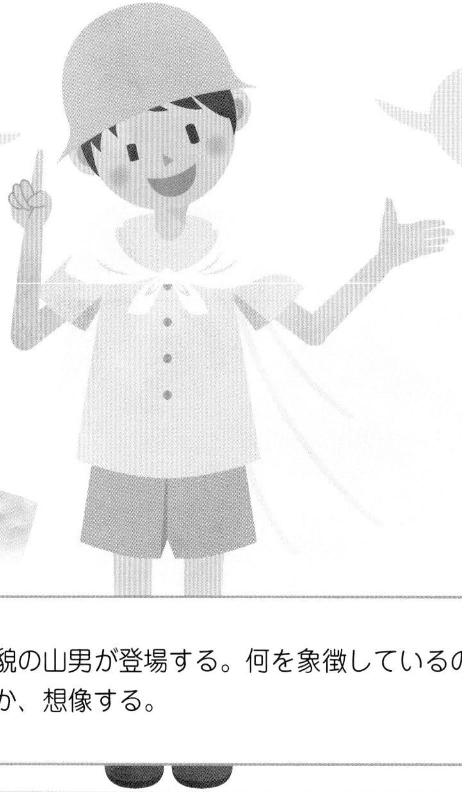

・黒いひのきの森で、恐ろしい風貌の山男が登場する。何を象徴しているのか考える。
・山男が何に気をとられているのか、想像する。

続きを考えよう！

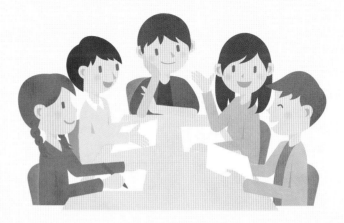

- ひのきの森って、 見たことないけど、 なんとなく、 暗い
イメージだね。 ……

- 山男って、 人間かな。 鬼みたいな

- 鳥をそのまま食べているの？　ひゃー!　残酷…

- 食べるのをストップして何か見ているんだね。食べ物を食
べてるのにストップしているなんて、 なんだかとても気に
なるものがあるんだね。

鳥をたべることさえ忘れ（わす）たようです。あれは空地（あきち）のかれ草の中に一本の「うずのしゅげ」が花をつけ、風にかすかにゆれているのを見ているからです。

山男は、ご馳走の鳥を食べるのを忘れたように、動作がストップしてるよ。

「うずのしゅげ」を見ているんだね。
山男は、何を考えているのかな。
僕に教えてください。

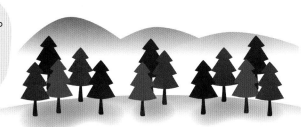

ねらい

・山男さえも、何かに心を奪われている。暴力的な者の中にある温かいこころを感じとる。
・おきなぐさの「いやす力」「許す力」を感じる。

続きを考えよう！

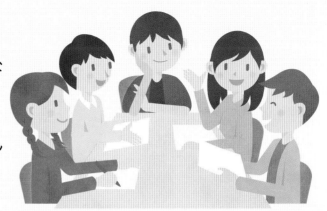

● 「うずのしゅげ」を見て、何を考えているのかな。残酷な
イメージの山男と優しい花とあまりマッチングしないなあ。
山男は、いっぱいある草の中で一本の花を見つけたんだね。

● 「うずのしゅげ」って、地味な花だけど、山男に何か話し
かけているのかな?

● なんて話しかけているの?
「あ、私を見つけてくれたのね…」とか?

「おきなぐさ」はその変幻（へんげん）の光の奇術（トリック）の中で夢（ゆめ）よりもしずかに話しました。
「ねえ、雲がまたお日さんにかかるよ。そら向（む）こうの畑がもう陰（かげ）になった」
「走って来る、早いねえ、もうから松（まつ）も暗くなった。もう越（こ）えた」

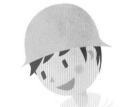

草むらの「おきなぐさ」が、
雲を見ていますよ。
空から見ている僕と反対だね。

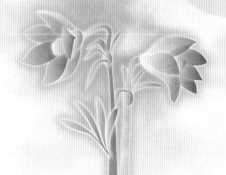

夢よりも静かに話すって、
いったいどんな感じなのかな。

ねらい

・一変して、山男の場面から「おきなぐさ」の会話へと転換する。山男はおきなぐさの会話を聞いていたのか考えてほしい。
・この二人の会話から感じることを素直に表現する。

30

続きを考えよう！

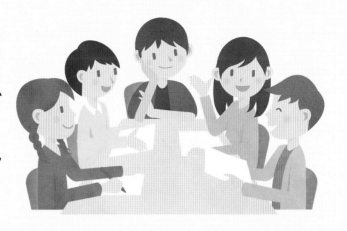

- お花はお話するんだね。何語かな?「オキナグサ語」?…。
人間には聞こえるのかな?　又三郎さんには聞こえたのかな?

- 「夢よりも静かに…」だから、ほとんど聞こえないかもしれないね。

- テレパシー?　かもしれないよ。

「だめだい。また来るよ、そら、ね、もう向こうのポプラの木が
黒くなったろう」
「うん。まるでまわり燈籠のようだねえ」…
「不思議だねえ、雲なんてどこから出て来るんだろう。ねえ、西の空は
青じろくて光ってよく晴れてるだろう。そして風がどんどん空を吹いてる
だろう。それだのにいつまでたっても雲がなくならないじゃないか」

お花は、雲についてお話しているね。
お花からみると、どんなふうに見えるんだろうねえ。

僕は、いつも雲と一緒だから、
わからないよ。

ねらい	・地上の片隅からずっと空を見て風に吹かれている花の純粋、無邪気な気持ちを感じる。
	・雨が降れば、雨を楽しみ、人に手折られれば、そのまま死んでいく、そのような状況で生きていることを感じる。

続きを考えよう！

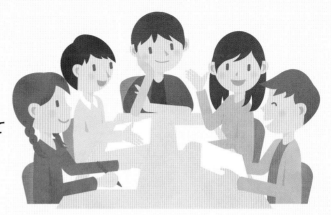

● お花が2輪、 空を見上げて雲を見ながら
お話しているなんて、 ゆったりした感じがするな。

● こんなふうに、２輪で空を見上げて、ただ雲の流れを見て
お話しているのは平和だなあ…

● うらやましいね。 暇で…テストとかないもんね。

「今日は。いいお天気です。どうです。もう飛ぶばかりでしょう」
「ええ、もう僕たち遠いとこへ行きますよ。
　どの風が僕たちを連れて行くかさっきから見ているんです」
「どうです。飛んで行くのはいやですか」
「なんともありません。僕たちの仕事はもう済んだんです」

いよいよ、お花さんたちは、巣立ちの日がきたんだな。
大人になったってことかな。

僕はずーっと子どものままなんだよ。
仕事ってなんだったんだろうね？
いいな。風にのって僕も一緒に行こうかな。

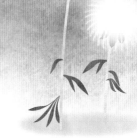

ねらい
・どんな小さな生き物でも、何かの役目をもっていることに気がつくこと。命には終わりがあることを感じる。
・おきなぐさの仕事はなんだったのか、考える。

続きを考えよう！

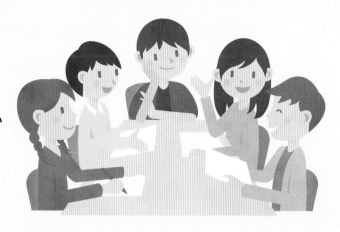

● えー、 いよいよ行ってしまうの?　風に運ばれるって、どこに行くのかな。
風にのるのは気持ちがよさそうだけど、行き先がわからないのは不安だな。

● 仕事がおわったって、 何だろう?　何の仕事したの。
お花に仕事があるのかな?

● 山男も蟻さんもさびしいだろうね。

「こわかありませんか」
「いいえ、飛んだってどこへ行ったって野はらはお日さんのひかりでいっぱいですよ。僕たちばらばらになろうたって、どこかのたまり水の上に落ちようたって、お日さんちゃんと見ていらっしゃるんですよ」

どうして、「こわかない」と
思っているのかな？
僕は最初に風にのるとき、こわかったよ。

お日さんちゃんと見ている
ってどういうことだろう。
みんなはどう思うの？

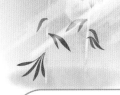

ねらい
・登場するさまざまな生き物、雲、風、山男などを見つめているお日さんのひかりがあることを感じる。
・みんなを見守る存在に想いを馳せる。

続きを考えよう！

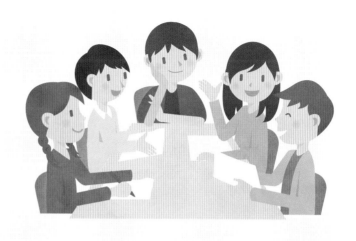

● 「こわくない」ってどうして言えるのかな。
　お日さんが見ているって、神様のことかな。
　いつも見守ってくれるってことかな。

● お母さんみたいだね。

_____

_____

_____

_____

_____

「そうです、そうです。なんにもこわいことはありません。僕だって
もういつまでこの野原にいるかわかりません。もし来年もいるよう
だったら来年は僕はここへ巣をつくりますよ」
「ええ、ありがとう。ああ、僕まるで息がせいせいする。きっと今度
の風だ。ひばりさん、さよなら」「僕も、ひばりさん、さよなら」

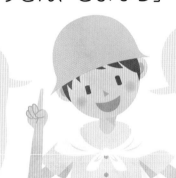

ひばりさんも野原から旅立ちそ
うですね。
季節がくるとみなそれぞれ旅立
つのね。

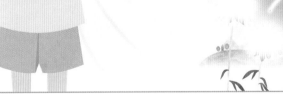

息がせいせいするって
どんな感じだと思う？
僕は風によくのるからわかるよ。

ねらい

・登場するさまざまな生き物が、つねに相互につながって影響しあい、助け合って生きていくことを知る。
・一生には別れがあるが、それは終わりではなく、新しい命の営みを意味する。その大自然の中で人間も例外でな
く生きていることを自覚する。動植物はありのままに生きていることを知る。

38

続きを考えよう！

● ひばりさんも蟻さんも「おきなぐさ」とお別れするんだね。
　さびしいだろうね。　来年また会えるといいけど。

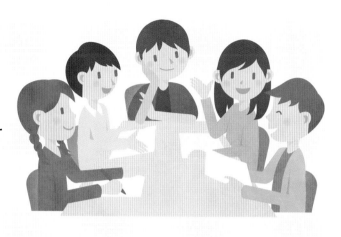

● 息が「せいせいする」って、何かの印かな。　風にのって
　いくときのタイミングとか?　大人の印?　覚悟かな?

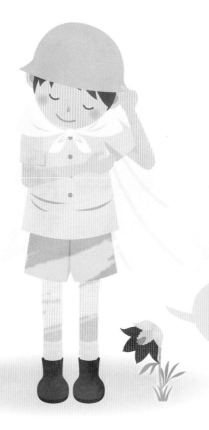

最後に

最後まで、付き合ってくれてありがとう。
「おきなぐさ」を読んで一番すきなところはどこですか。

自分の一番すきな
イメージのところを
絵やイラストにして
ノートに書いてみよう。

そして、僕にとどけてください。
また、会いましょう。

一番すきな場面を絵にしてみよう！

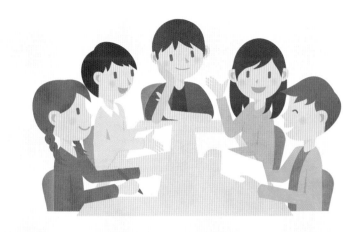

● お空を飛ぶって、どんな感じかなあ。
　ずっと地上で、根をはってお空を見上げてたから、
　うれしかったかな。

● 又三郎さん、風と一緒に飛んでいって、
　「おきなぐさ」さんに聞いてください。

● 進行役ありがとうございました！

こんにちは！

僕たちはカニの兄弟だよ。
いつも小さな谷川の底から見える景色を
お父さんに教えてもらっているんだ。

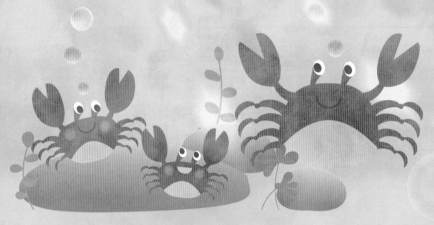

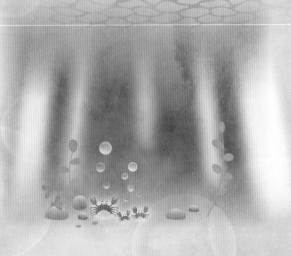

川の下から見ると、僕たちの頭上では
いろいろなものがやってきたり、
月明かりであたりがきれいに見えたり、
時にはびっくりするようなことも起こるんだ。

ふたつめのお話は、そんな僕たちが暮らす谷川のお話だよ。

宮沢賢治の童話でまなぶココロの寄り添い方
〜その２〜

やまなし

やまなし　　宮沢 賢治

小さな谷川の底を写した二枚の青い幻燈です。

一.　五月

二疋の蟹の子供らが青じろい水の底で話していました。

『クラムボンはわらったよ。』

『クラムボンはかぷかぷわらったよ。』

『クラムボンは跳ねてわらったよ。』

『クラムボンはかぷかぷわらったよ。』

上の方や横の方は、青く暗く鋼のように見えます。そのなめらかな天井を、つぶつぶ暗い泡が流れて行きます。

『クラムボンはわらっていたよ。』

『クラムボンはかぷかぷわらったよ。』

『それならなぜクラムボンはわらったの。』

『知らない。』

つぶつぶ泡が流れて行きます。蟹の子供らもぽっぽっぽっとつづけて五、六粒泡を吐きました。それはゆれながら水銀のように光って斜めに上の方へのぼって行きました。

つうと銀のいろの腹をひるがえして、一疋の魚が頭の上を過ぎて行きました。

『クラムボンは死んだよ。』

『クラムボンは殺されたよ。』

『クラムボンは死んでしまったよ……。』

『殺されたよ。』

『それならなぜ殺された。』兄さんの蟹は、その右側の四本の脚の中の二本を、弟の平べったい頭にのせながら云いました。

『わからない。』

魚がまたツウと戻って下流の方へ行きました。

『クラムボンはわらったよ。』

『わらった。』

にわかにパッと明るくなり、日光の黄金は夢のように水の中に降って来ました。

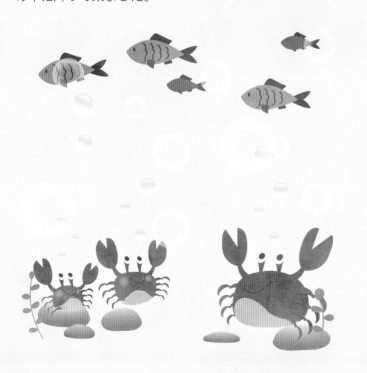

波から来る光の網が、底の白い磐の上で美しくゆらゆらのびたりちぢんだりしました。泡や小さなごみからはまっすぐな影の棒が、斜めに水の中に並んで立ちました。

魚がこんどはそこら中の黄金の光をまるっきりくちゃくちゃにしておまけに自分は鉄いろに変に底びかりして、又上流の方へのぼりました。

『お魚はなぜああ行ったり来たりするの。』

弟の蟹がまぶしそうに眼を動かしながらたずねました。

『何か悪いことをしているんだよ、とっているんだよ。』

『とってるの。』

『うん。』

そのお魚がまた上流から戻って来ました。今度はゆっくり落ちついて、ひれも尾も動かさずただ水にだけ流されながらお口を環のように円くしてやって来ました。その影は黒くしずかに底の光の網の上をすべりました。

『お魚は……。』

その時です。俄に天井に白い泡がたって、青びかりのまるでぎらぎらする鉄砲弾のようなものが、いきなり飛込んで

来ました。

　兄さんの蟹ははっきりとその青いもののさきがコンパスのように黒く尖（とが）っているのも見ました。と思ううちに、魚の白い腹がぎらっと光って一ぺんひるがえり、上の方へのぼったようでしたが、それっきりもう青いものも魚のかたちも見えず光の黄金（きん）の網はゆらゆらゆれ、泡はつぶつぶ流れました。

　二疋はまるで声も出ず居すくまってしまいました。

　お父さんの蟹が出て来ました。

　『どうしたい。ぶるぶるふるえているじゃないか。』

　『お父さん、いまおかしなものが来たよ。』

　『どんなもんだ。』

　『青くてね、光るんだよ。はじがこんなに黒く尖ってるの。それが来たらお魚が上へのぼって行ったよ。』

　『そいつの眼が赤かったかい。』

　『わからない。』

　『ふうん。しかし、そいつは鳥だよ。かわせみと云うんだ。

大丈夫（だいじょうぶ）だ、安心しろ。おれたちはかまわないんだから。』

　『お父さん、お魚はどこへ行ったの。』

　『魚かい。魚はこわい所へ行った。』

　『こわいよ、お父さん。』

　『いいいい、大丈夫だ。心配するな。そら、樺（かば）の花が流れて来た。ごらん、きれいだろう。』

　泡と一緒（いっしょ）に、白い樺の花びらが天井をたくさんすべって来ました。

　『こわいよ、お父さん。』弟の蟹も云いました。

　光の網はゆらゆら、のびたりちぢんだり、花びらの影はしずかに砂をすべりました。

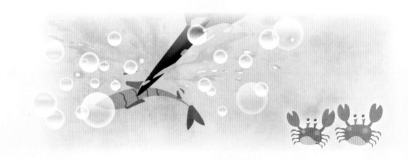

46

二．　十二月

　蟹の子供らはもうよほど大きくなり、底の景色も夏から秋の間にすっかり変わりました。

　白い柔かな円石もころがって来、小さな錐の形の水晶の粒や、金雲母のかけらもながれて来てとまりました。

　そのつめたい水の底まで、ラムネの瓶の月光がいっぱいに透とおり天井では波が青じろい火を、燃したり消したりしているよう、あたりはしんとして、ただいかにも遠くからというように、その波の音がひびいて来るだけです。

　蟹の子供らは、あんまり月が明るく水がきれいなので睡らないで外に出て、しばらくだまって泡を吐いて天井の方を見ていました。

　『やっぱり僕の泡は大きいね。』

　『兄さん、わざと大きく吐いてるんだい。僕だってわざとならもっと大きく吐けるよ。』

　『吐いてごらん。おや、たったそれきりだろう。いいかい、兄さんが吐くから見ておいで。そら、ね、大きいだろう。』

　『大きかないや、おんなじだい。』

　『近くだから自分のが大きく見えるんだよ。そんなら一緒に吐いてみよう。いいかい、そら。』

　『やっぱり僕の方大きいよ。』

　『本当かい。じゃ、も一つはくよ。』

　『だめだい、そんなにのびあがっては。』

　またお父さんの蟹が出て来ました。

　『もうねろねろ。遅いぞ、あしたイサドへ連れて行かんぞ。』

　『お父さん、僕たちの泡どっち大きいの。』

　『それは兄さんの方だろう。』

　『そうじゃないよ、僕の方が大きいんだよ。』弟の蟹は泣きそうになりました。

　そのとき、トブン。

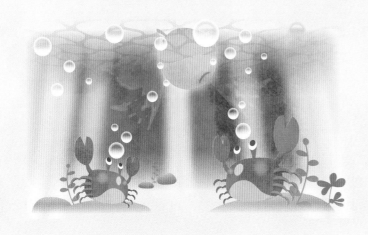

黒い円い大きなものが、天井から落ちてずうっとしずんで又上へのぼって行きました。キラキラッと黄金のぶちがひかりました。

『かわせみだ』と子供らの蟹は頸をすくめて云いました。

お父さんの蟹は、遠めがねのような両方の眼をあらん限り延ばして、よくよく見てから云いました。

『そうじゃない、あれはやまなしだ、流れて行くぞ、ついて行って見よう、ああいい匂いだな。』

なるほど、そこらの月あかりの水の中は、やまなしのいい匂いでいっぱいでした。

三疋はぽかぽか流れて行くやまなしのあとを追いました。

その横あるきと、底の黒い三つの影法師が、合せて六つ踊るようにして、やまなしの円い影を追いました。

間もなく水はサラサラ鳴り、天井の波はいよいよ青い焔をあげ、やまなしは横になって木の枝にひっかかってとまり、その上には月光の虹がもかもか集まりました。

『どうだ、やっぱりやまなしだよ、よく熟している、いい匂いだろう。』

『おいしそうだね、お父さん。』

『待て待て、もう二日ばかり待つとね、こいつは下へ沈んで来る。それからひとりでにおいしいお酒ができるから、さあ、もう帰って寝よう、おいで。』

親子の蟹は三疋自分等の穴に帰って行きます。

波はいよいよ青じろい焔をゆらゆらとあげました。それは又金剛石の粉をはいているようでした。

私の幻燈はこれでおしまいであります。

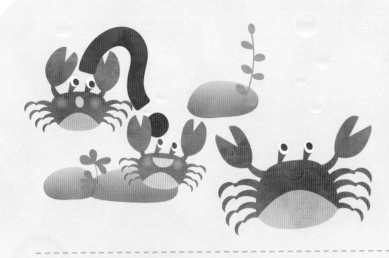

作品には、不思議な表現がたくさんあるよ。
わからない言葉をみんなで考えてみよう！

● クラムボンってなあに？

● 幻燈って何？

● やまなしってどんな梨？

● カワセミってどんな鳥？…

　　　どんどん質問を出そう！

調べた答えをここに記入してみよう

二疋の蟹の子供らが、青じろい水の底で話していました。

上の方や横の方は、青く暗く鋼のように見えます。そのなめらかな天井を、つぶつぶ暗い泡が流れて行きます。

谷川の底ってどんなところかな？
眼をつぶって僕らの世界を想像してくれる？

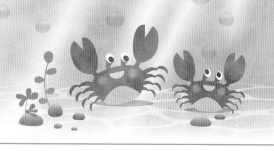

水の中から、僕たちと一緒に
川面を見上げてみようよ。

ねらい

- 水底から川面を見たときを想像する。プールの中から上をのぞいた体験などを話し合う。
- 水の中では水がゆらゆら揺れて、光が差し込み、まぶしい。木の葉が揺れている、鳥が飛んでいるところなどを自分の体験として話し合う。
- いつも見ている位置から視点を変化させる体験をする（水底のカニの視線、水の中のゆったりした世界、地上の音が聞こえない、水の中を通して聞こえる地上の音）。

続きを考えよう！

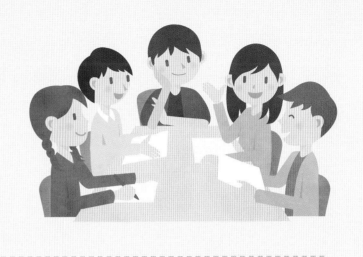

● 五月の川水って冷たい。
　青白い水の底ってどんな感じかな。

● 水の底にいるって、プールの中で水面を見る感じ。

● 木の葉が見えるよ。ゆらゆら見えるよ。

● 鳥がさっーと飛んでいくのが見えるよ。

二疋の蟹の子供らが、青じろい水の底で話していました。
　上の方や横の方は、青く暗く鋼のように見えます。そのなめらかな天井を、つぶつぶ暗い泡が流れて行きます。

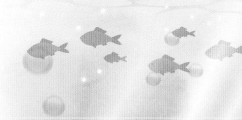

川の底にいて、どんな音が
聞こえるかなあ。頭に
浮かんだ言葉を書いてみよう。

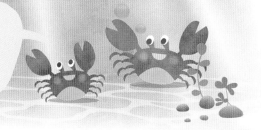

・小魚が泳ぐ音
・水が流れる音
・カニの出す泡の音…いろいろあるね。

 ねらい ・水の中のゆったりした世界（地上の音が聞こえない、水の中を通して聞こえる地上の音）を想像する。
・水の中の音を想像する（小さな生き物の出す音、自然が作り出す音など）。

続きを考えよう！

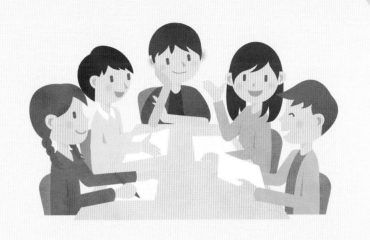

● 川の底にいて、音って聞こえるの？　プールの中だと、
いろいろ人の話し声も聞こえるし、音も聞こえるね。

● ごぼごぼ、さわさわ、水の中って音が響くのかな。
カニが歩く音や魚が泳ぐ音ってどんなだろう？…

● サラサラ、ゴソゴソ、ぴちゃ…　続けてオノマトペを
追加してみよう。

「クランボンはわらったよ。かぷかぷわらったよ。跳ねてわらったよ。」
…つぶつぶ泡が流れて行きます。
蟹の子供らもぽっぽっぽっとつづけて五、六粒泡を吐きました。それ
はゆれながら水銀のように光って斜め上の方にのぼって行きました。

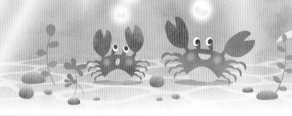

クラムボンって何だと思う？
僕たちの吐く泡が水銀のように…
だって、どうしてそう
見えるのかな。

おしえてください。僕たち
水銀見たことないです。

・クラムボンが何かとは研究者の間でもいろいろ説があり正解はありません。正解がない中で、文脈から、さまざまな要素を組み合わせて自分なりの答えを導き出すことを体験する。
・クラムボンという言葉の響きはなんとなくユーモラスで、その言葉の響きを楽しむ。
・水中の泡と水銀の粒と比喩の面白さ、イメージを飛ばす発想の豊かさを感じる。

続きを考えよう！

● クラムボンって、泡とか、アメンボとか、
いろいろ説があるらしいよ。

● 泡って、浮き上がる時キラキラして…

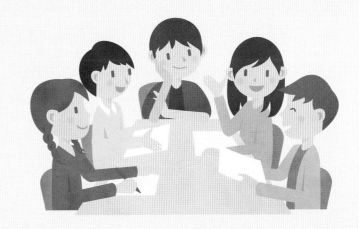

つうと銀のいろの腹をひるがえして、
一疋の魚が頭の上を過ぎて行きました。

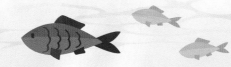

魚って何の魚かな。僕もしらない。
蟹語では「○○」っていうんだけど。

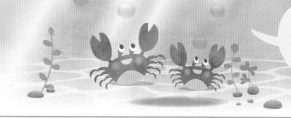

魚が銀の色の腹をひるがえ
すってどんな時かな。

ねらい

・海の魚、川の魚など種類に気がつくこと。それぞれ名前があることに気がつくこと。
・泳いでいる魚のいきいきとした様子を想像する。自分の言葉で表現すること。

続きを考えよう！

● 魚の名前なんて、「さんま」「さば」しか知らないよ。
  それって、海の魚でしょう？　川にはどんな魚がいるのか
  な。「メダカ」は知ってるよ。

● 泳いでいる魚のおなかって…

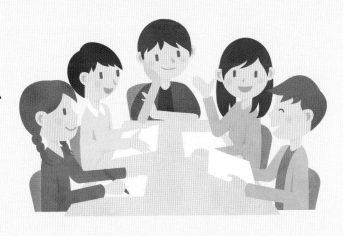

『クラムボンは死んだよ。』
『クラムボンは殺されたよ。』
『クラムボンは死んでしまったよ……。』
『殺されたよ。』

「死んだ、殺された」と僕たちが言ったけど、感じたことを素直にことばにしてみませんか。

普段の生活で出てくることばかな。

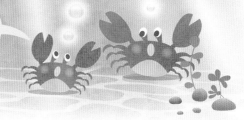

ねらい
・クラムボンがアメンボや虫のような小生物であれば、それを大きな魚が取って食べて生きている。
・弱肉強食、食物連鎖を感じ取ること。

続きを考えよう！

● 殺された!
　　ドキッとすることばだね。
　　やだー、こわいなど…

● よくニュースで殺人とか事故死とか聞くね。

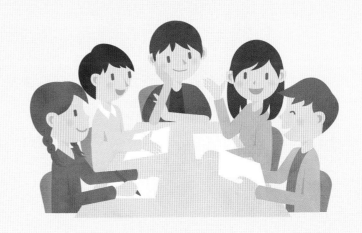

課題 6

『それならなぜ殺された。』兄さんの蟹は、その右側の四本の脚（あし）の中の二本を、弟の平べったい頭にのせながら云（い）いました。
『わからない。』

「わからない」と
弟の蟹が答えるけど、
弟の気持ちを想像して
表現してみてください。

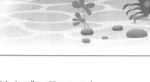

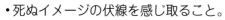
ねらい
・死ぬイメージの伏線を感じ取ること。
・自然の中で生存することの漠然とした不安。

続きを考えよう！

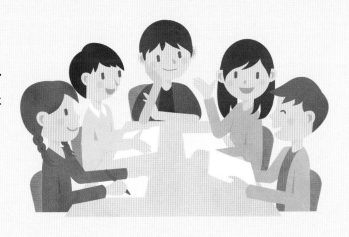

● お兄さんの蟹が弟の平べったい頭に脚をのせるのって…
面白いね。 どんなふうにするのかな。 蟹の頭は平べった
いものね。

● 弟はどうして「わからない」っていったのかな。

● わからないからじゃないの?…

波から来る光の網が、底の白い磐（いわ）の上で美しくゆらゆらのびたりちぢんだりしました。……
魚がこんどはそこら中の黄金（きん）の光をまるっきりくちゃくちゃにしておまけに自分は鉄いろに変に底びかりして、又上流（またかみ）の方へのぼりました。

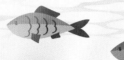

波からくる光の網って僕はわかるな。なんだと思う？
人間のことばで言ってみて。光の網をくちゃくちゃに
するってどんな感じかな！　僕はわかるよ！

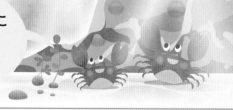

さあ、魚が登場したよ。鉄色に
底びかりして…どんな感じ？

- 水底にいて川の水面を見たときの、空の色、太陽の光、木立の様子などを感じとる体験をする。
- 水の中の別な世界に出現する生き物が静寂を途切れさせる不気味さ、これから起こることの伏線を感じる。

続きを考えよう！

● 蟹語ってどんなことばなのかな。
　人間のことばって、 むずかしいのかな。

● 川底から水面を見ていると、 太陽の光が下りてくる。
　これが光の網なのかな?

● 魚が鉄色って黒いかんじだよね。 不気味なんだけど…

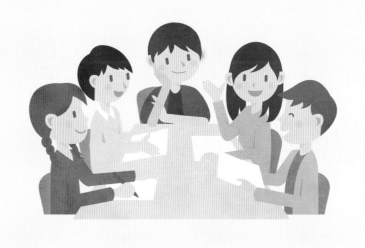

『お魚はなぜああ行ったり来たりするの。』
　弟の蟹がまぶしそうに眼を動かしながらたずねました。
『何か悪いことをしているんだよ、とっているんだよ。』
『とってるの。』

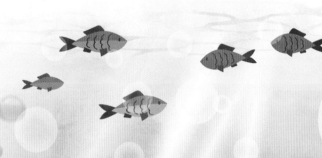

魚が行ったり来たりする
理由は君たちわかるかな？

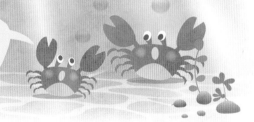

何か悪いことをしているって
どんなことかな。

ねらい
・弱肉強食、食物連鎖を感じ取ること。
・悪いことの定義や範囲などを考える体験をする。

続きを考えよう！

● 魚はなにか「えさ」を探してるんじゃないの?

● 何か悪いことってドキドキするけど…

● 「えさ」を探すことがどうして悪いことなの?

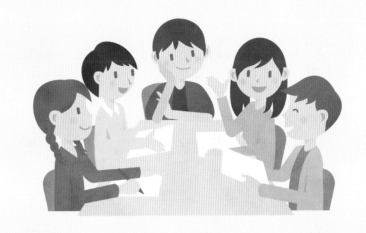

その時です。俄（にわか）に天井に白い泡がたって、青びかりのまるでぎらぎらする鉄砲弾（てっぽうだま）のようなものが、いきなり飛込（とびこ）んで来ました。

兄さんの蟹ははっきりとその青いもののさきがコンパスのように黒く尖（とが）っているのも見ました。

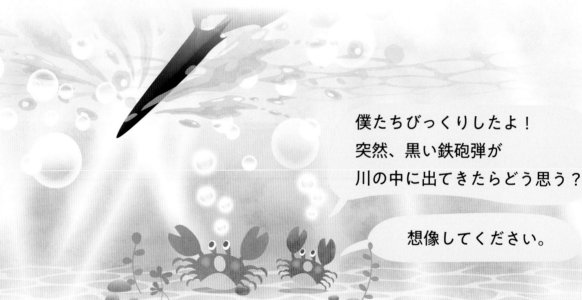

僕たちびっくりしたよ！
突然、黒い鉄砲弾が
川の中に出てきたらどう思う？

想像してください。

ねらい

・静寂とそれを切り裂く鋭い動きの対比を感じる。子蟹になりきってその瞬間を体験する。
・水中でしか見えないカワセミの口ばしを想像する。

続きを考えよう！

● ああ、びっくりした。頭、真っ白になった。

● コンパスのように黒く尖っているって、こわいのに。それ
が自分の方に飛び込んでくるって、そんな経験ある?…

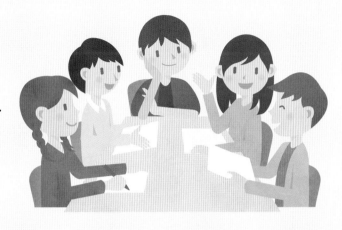

と思ううちに、魚の白い腹がぎらっと光って一ぺんひるがえり、上の方へのぼったようでしたが、それっきりもう青いものも魚のかたちも見えず光の黄金（きん）の網はゆらゆらゆれ、泡はつぶつぶ流れました。

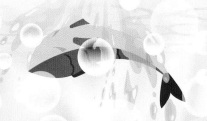

目の前の魚が一瞬で消えてしまったね！

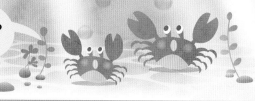

僕たちどう感じたと思う？

ねらい
・魚の白い腹が一瞬で消えてしまう怖さ、その一瞬をスローモーションのように想像する。
・その後の川の中の静寂さを感じる。

続きを考えよう！

● わー…いままで泳いでいた魚が急に上の方に消えちゃったね。 さっきまで、鉄色の底光りしていた魚のお腹が…スローモーションのように頭に浮かんだ。

● あとは、 光の黄金の網がゆらゆら…って静かな感じ。

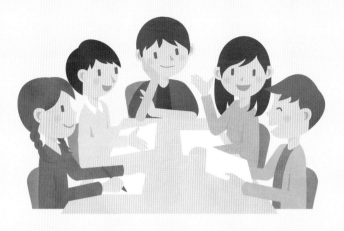

『お父さん、お魚はどこへ行ったの。』
『魚かい。魚はこわい所へ行った。』『こわいよ、お父さん。』
『いいいい、大丈夫だ。心配するな。そら、樺の花が流れて来た。
　ごらん、きれいだろう。』

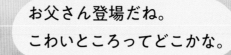

お父さん登場だね。
こわいところってどこかな。

人間でもこわい
ところってあるの？

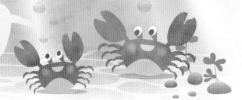

ねらい

・生老病死に対する畏怖、生存競争、自然の摂理。
・今まで、小生物をとっていた大きな魚が、同じように大きな鳥に食べられてしまう現実の激しさ、動と静の激しさを感じる。

続きを考えよう！

● 天国? いや地獄かな? こわいところって想像つかない。

● どうして魚はこわい所に行ったの?

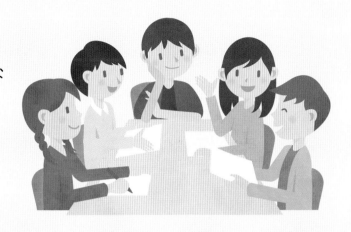

泡と一緒に、白い樺の花びらが天井をたくさんすべって来ました。

『こわいよ、お父さん。』弟の蟹も云いました。

　光の網はゆらゆら、のびたりちぢんだり、花びらの影はしずかに砂をすべりました。

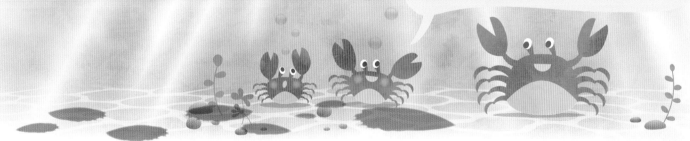

樺の花が水面を流れている様子を川底から見ていて、どんな気持ちかな。教えてください。

ねらい

・動と静の激しさ、闘いの後の一転した静謐さと自然の許し、自然サイクルを感じる。

・人もまた、自然の一部であることを考える。

続きを考えよう！

● 樺の花ってどんな花?　白い花がゆったりと流れている、
優しい感じかな。

● 花びらの影が砂の上をすべるってどんな感じかな。
砂に影が映るから?…

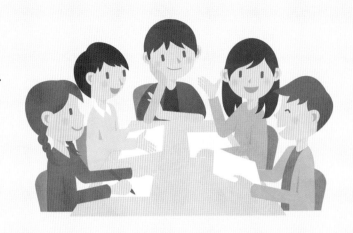

そのつめたい水の底まで、ラムネの瓶(びん)の月光がいっぱいに透(すき)とおり天井では波が青じろい火を、燃したり消したりしているよう、あたりはしんとして、ただいかにも遠くからというように、その波の音がひびいて来るだけです。

もう、12月になったよ。川の中は、透きとおってきました。何が違うかな。

川底にいて、耳をすませてみましょう。波の音が聞こえますか。月の明かりは、あなたにどのように見えますか。

ねらい

・12月の川の底は5月の川の中とは異なり、月の光や聞こえる音も変化する。

・想像力を使って変化を五感を使って感じ取り、表現する。

続きを考えよう！

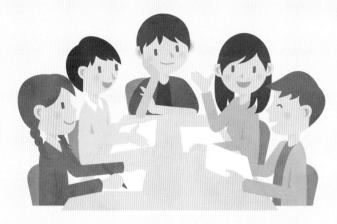

● 12月の川って、つめたいよね。 夜でしょう？ つめたくて
寒ーい感じがする。

● ラムネって、あのラムネかな？ 川の中からは、ガラス瓶
の底から見ているように見えるのかな？ 月の明かりが川
の底から見えてるんだね。 …

課題 ⑭

蟹の子供らは、あんまり月が明るく水がきれいなので睡(ねむ)らないで外に出て、しばらくだまって泡を吐(は)いて天井の方を見ていました。…　またお父さんの蟹が出て来ました。『もうねろねろ。遅(おそ)いぞ、あしたイサドへ連れて行かんぞ。』『お父さん、僕たちの泡どっち大きいの。』『それは兄さんの方だろう。』『そうじゃないよ、僕の方が大きいんだよ。』弟の蟹は泣きそうになりました。

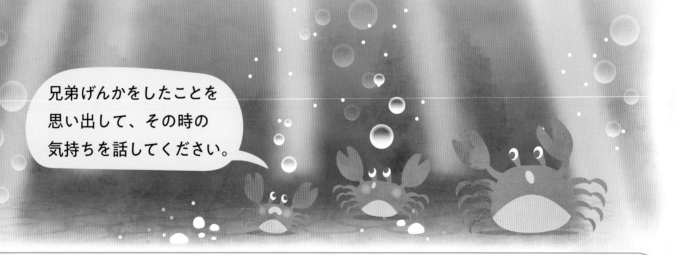

兄弟げんかをしたことを
思い出して、その時の
気持ちを話してください。

ねらい
・また、風景や情景も異なっている。５月は生きることの厳しさ、12月は成長した蟹たちの兄弟げんかに表現されるように、自我をもち成長する姿を感じとる。

続きを考えよう！

● 5月のころは、 泡の大きさなんて言わなかったのに、
　弟蟹は競争心むき出しだね。

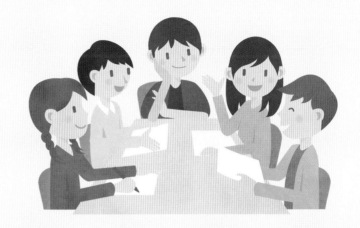

『そうじゃない、あれはやまなしだ、流れて行くぞ、ついて行って見よう、ああいい匂いだな。』

なるほど、そこらの月あかりの水の中は、やまなしのいい匂いでいっぱいでした。

三疋はぼかぼか流れて行くやまなしのあとを追いました。

その横あるきと、底の黒い三つの影法師が、合せて六つ踊るようにして、やまなしの円い影を追いました。

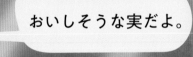

おいしそうな実だよ。

やまなしの後を追いかける
僕ら三疋を想像してください。

ねらい

・生存競争の厳しさと対比された自然界の贈り物、穏やかなしあわせ。

・ぼかぼか流れるやまなし、横歩きの蟹たちの影法師が踊る様子、などリズムによる文章の面白さ。

・宮沢賢治のオノマトペの独特な表現。

続きを考えよう！

● やまなしって何?　どんな果物かな。 どんな匂いかな。
　甘いかな、 キウイの匂いかな?

● 三疋の蟹が歩いている姿っておかしいな。ユーモラスだよ。
　ぼかぼかって、 表現がいいね。

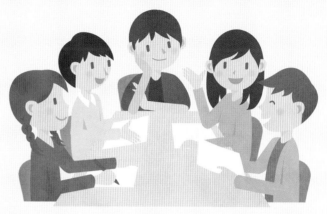

最後まで付き合ってくれてありがとう。
「やまなし」を読んで一番印象に残ったシーンはどこですか。

やまなしって、何を象徴しているんだろう。
僕の気持ちになって話し合おう。

一番印象に残ったシーンは、
どこですか。また、なぜ
でしょうか？　絵や文章に
かいてみましょう。

一番印象に残った場面を、絵や文章にしてみよう！

● カニさんたち、 やまなしを追いかけて、
　何日後には、 食べられたのかな。

● どんな味だったんだろうね。

教えて、 カニさん！

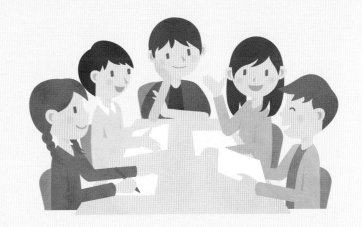

　2019（令和元）年6月、経済産業省の研究班では、学びのスティーム（STEAM）化として「一人ひとりのわくわくする感覚をよびさまし、文理を問わず教科知識や専門知識を習得する」と提言しています。今までの教育が知識を重視し、その知識を使ってマニュアルどおりにできる力が大事でした。しかし、21世紀は、マニュアルどおりにはいかないことのほうが多い時代です。これからは、知識から始まるよりは、まずは「何を創ろうか」と考え、そのために「必要な知識や情報を収集する」という視点で教育を見直すべきだと強調されています。教育現場にいて、まさしくそういう時代なのだと認識をあらたにしています。

　作業療法の現場でもまた、さまざまな情報をまとめながら、「目の前の『生活者』の今後の「生活」を想像し、そのために何が必要なのだろうか」を探りながら作業療法を組み立てていきます。そこには「必要な情報」を想像する力が必要とされます。「生活者」を「○○」と置き換えるだけで、どの職種でも同じことが言えるのではないでしょうか。

　想像力を養い、創る力を養う感性を磨くためには、アートの視点が大事だといわれています。アートとは、絵を描くとかデザインを学ぶということではなく、人文系や教養でもなく、「新しいビジョンや視点を生み出す力」といわれています。

「楽しく学ぶ」のではなく、「楽しいことに学びがあふれている」という視点で、「作業療法」ができるように、教育材料として多くの分野で活用していただけることを望んでいます。

　最後になりましたが、シービーアールの永井友理様、大澤佳苗様、そして逡巡していた私の背中を押してくださった三輪敏様、的確なアドバイスをしていただいた長野保健医療大学特任教授の福田恵美子先生によって出版できましたことに感謝いたします。

注：スティーム（STEAM）は、S（Science、科学）、T（Technology、技術）、E（Engineering、工学）、A（Art、芸術）、M（Mathematics、数学）の頭文字で、オバマ前米大統領がIT産業の人材確保のために重視した「STEM」に「アート」を合わせた造語です。第4次産業革命に向け米国や中国などで重視されています。

おきなぐさのお話を聞いて、読んで、わからない言葉をあげてみよう

Q1：調べられるところは調べてみよう

僕は風の又三郎だよ。
風に乗っていろいろなところに行くんだ。
風に乗るのは気持ちがいいよ。
ふわっと体がうくんだよ。いいだろう！

Q2：風の又三郎って知っていましたか。
　　風に乗るってどんな気持ちになるかな？
　　ふわっと、触れた感じは、くすぐったい、やさしい、つめたい、あたたかい…

空の上から見ると、草原って、とてもきれいなんだよ。
草原に咲いている小さい花もよく見えるんだ。
ひとつめのお話は、その種山が原に咲く小さなお花のお話だよ。

Q3：君ならどの場所にいきたいの？

　　　風に乗って空から見る気分ってどんな感じかな？　何が見えるの？

　　　ひろい、気持ちいい、車、ビル…

おきなぐさって、見たことあるひといるかな。どのあたりに生えているのかな。
花の名前には地方特有の言い方があるんですね。
皆さんの地方では、ネコヤナギは、どのようによびますか？　ほかの植物でも知っていたらおしえて
ね。

Q4：「おきなぐさ」ってしらべてみてください。どの辺に生えているのかな。地方の言葉で「うずのしゅげ」っていうんだね。

Q5：「ねこやなぎ」ってしらべてみてください。どのあたりに生えているのかな。
　　地方の呼び方はいろいろあると思うけど、僕に教えてください。ほかにも知っていて、面白い呼び名があれば、みんなに
　　教えてあげてください。

「おまえは『うずのしゅげ』はすきかい、きらいかい」
　蟻は活発に答えます。
「大すきです。誰だってあの人をきらいなものはありません」

Q6：蟻は、みんなあの「うずのしゅげ」がすきなんですね。どうしてだと思う。

Q7：蟻は活発に答えるって、どういう感じがする？

「けれどもあの花はまっ黒だよ」
「いいえ、黒く見える時もそれはあります。けれどもまるで燃えあがってまっ赤な時もあります」
「はてな、お前たちの眼にはそんなぐあいに見えるのかい」

Q8：僕は、空から見ると、真っ黒にしか見えなかったんだけど。花が、真っ赤に見える時って、どんな時かな。僕に教えて。

「いいえ、お日さまの光の降る時なら誰にだってまっ赤に見えるだろうと思います」
「そうそう。もうわかったよ。お前たちはいつでも花をすかして見るのだから」

Q9：じゃあ、僕、空から降りて、草原を歩いてみようかな。蟻のように小さくなってみよう。
　　蟻になった自分を想像してください。
　　周りからどんな匂いがする？
　　ほかの生き物はいる？
　　風や土の湿り気、光は？
　　下から花をすかして見たら、どんなふうに見えるのかな。いっぱい話してね。

「そしてあの葉や茎だって立派でしょう。やわらかな銀の糸が植えてあるようでしょう。
　私たちの仲間では誰かが病気にかかったときはあの糸をほんのすこうしもらって来て
　しずかにからだをさすってやります」

Q10：蟻も働きすぎて病気になるんだね。
　　病院ないから、そういう時に、あの銀の糸でさすってやるんだって。
　　どんな気持ちだろうね。考えてみてください。

Q11：どうして冠毛が病気の蟻に効果があるんだろう？

黒いひのきの森の中のあき地に山男がいます。
山男はお日さまに向いて倒れた木に腰掛けて
何か鳥を引き裂いてたべようとしているらしいのですが、
なぜあの黝んだ黄金の眼玉を地面にじっと向けているのでしょう。

Q12：黒いひのきの森って知ってる？　どんなイメージがする？
　　　山男ってどんなイメージかな。
　　　鳥を引き裂いて食べるんだって…どんな感じがする？

Q13：山男の黄金の眼玉って想像して。その目で山男は何を見ているの？

鳥をたべることさえ忘れたようです。
あれは空地（あきち）のかれ草の中に一本の「うずのしゅげ」が
花をつけ風にかすかにゆれているのを見ているからです。

Q14：山男は、ご馳走の鳥を食べるのを忘れたように、動作がストップしてるよ。
「うずのしゅげ」が風にゆれてるって想像してごらんよ。
「うずのしゅげ」を見ているんだね。山男は、何を考えているのかな。僕に教えてください。

「おきなぐさ」はその変幻の光の奇術の中で夢よりもしずかに話しました。
「ねえ、雲がまたお日さんにかかるよ。そら向こうの畑がもう陰になった」
「走って来る、早いねえ、もうから松も暗くなった。もう越えた」

Q15：草むらの「おきなぐさ」が、雲を見ていますよ。空から見ている僕と反対だね。
　　　夢よりも静かに話すって、いったいどんな感じなのかな。

「だめだい。また来るよ、そら、ね、もう向こうのポプラの木が黒くなったろう」
「うん。まるでまわり燈籠のようだねえ」…
「不思議だねえ、雲なんてどこから出て来るんだろう。ねえ、西の空は青じろくて光ってよく晴れてる
だろう。そして風がどんどん空を吹いてるだろう。それだのにいつまでたっても雲がなくならないじゃ
ないか」

Q16：お花は、雲についてお話しているね。お花から見ると、どんなふうに見えるんだろうねえ。
　　　僕は、いつも雲と一緒だから、わからないよ。

「今日は。いいお天気です。どうです。もう飛ぶばかりでしょう」
「ええ、もう僕たち遠いとこへ行きますよ。どの風が僕たちを連れて行くかさっきから見ているんです」
「どうです。飛んで行くのはいやですか」
「なんともありません。僕たちの仕事はもう済んだんです」

Q17：いよいよ、お花さんたちは、巣立ちの日が来たんだな。大人になったってことかな。
　　　僕はずーっと子どものままなんだよ。仕事ってなんだったんだろうね？いいな。風に乗って僕も一緒に行こうかな。

「こわかありませんか」
「いいえ、飛んだってどこへ行ったって野はらはお日さんのひかりでいっぱいですよ。僕たちばらばらになろうたって、どこかのたまり水の上に落ちようたって、お日さんちゃんと見ていらっしゃるんですよ」

Q18：どうして、「こわかない」と思っているのかな？
　　　僕は最初に風に乗るとき、こわかったよ。

Q19：お日さんちゃんと見ているってどういうことだろう。みんなはどう思うの？

「そうです、そうです。なんにもこわいことはありません。僕だってもういつまでこの野原にいるかわかりません。もし来年もいるようだったら来年は僕はここへ巣をつくりますよ」
「ええ、ありがとう。ああ、僕まるで息がせいせいする。きっと今度の風だ。ひばりさん、さよなら」
「僕も、ひばりさん、さよなら」

Q20：ひばりさんも野原から旅立ちそうですね。季節がくるとみなそれぞれ旅立つのね。
　　　息がせいせいするってどんなかんじだと思う？　僕は風によく乗るからわかるよ。

Q21：最後まで付き合ってくれてありがとう。
　　　「おきなぐさ」を読んで一番すきなところはどこですか。

Q22：一番印象に残ったシーンは、どこですか。また、なぜでしょうか？
　　　絵にかいてみましょう。文章にかいてみましょう。

宮沢賢治の童話でまなぶココロの寄り添い方　「おきなぐさ」
フォームへの QR コード

https://forms.office.com/Pages/ShareFormPage.aspx?id=lIZUG_wZIkeU
whLA3vB27255XQdZRKtMhGh9ComiWuRUQVUxSDFNVjc4U0lJQ1BWMUlSN
zAyQVUwVSQlQCN0PWcu&sharetoken=ekSVAhaO40urSS2fhrcZ

資料2 ワークブック「やまなし」

やまなしのお話を聞いて、読んで、わからない言葉をあげてみよう

Q1：調べられるところは調べてみよう

二疋の蟹の子供らが、青じろい水の底で話していました。…
上の方や横の方は、青く暗く鋼のように見えます。そのなめらかな天井を、つぶつぶ暗い泡が流れて行きます。

Q2：谷川の底ってどんなところかな？　眼をつぶって僕らの世界を想像してください。
　　水の中から、僕たちと一緒に川面を見上げてみよう。

Q3：川の底にいて、どんな音が聞こえるかなあ。頭に浮かんだ言葉を書いてみよう。
　　小魚が泳ぐ音　水が流れる音　カニの出す泡の音　いろいろあるね。

『クラムボンはわらったよ。かぷかぷわらったよ。跳ねてわらったよ。』…
つぶつぶ泡が流れて行きます。蟹の子供らもぽっぽっぽっとつづけて五、六粒泡を吐きました。それは
ゆれながら水銀のように光って斜めに上の方にのぼって行きました。

Q4：クラムボンって何だと思う？　僕たちの吐く泡が水銀のように…だって、どうしてそう見えるのかな。教えてください。
　　僕たち水銀、見たことないです。

つうと銀のいろの腹をひるがえして、一疋の魚が頭の上を過ぎて行きました。

Q5：魚って何の魚かな。僕も知らない。カニ語では「○○」っていうんだけど。
　　魚が銀の色の腹をひるがえすってどんな時かな。

『クラムボンは死んだよ。』
『クラムボンは殺されたよ。』
『クラムボンは死んでしまったよ……。』
『殺されたよ。』

Q6：「死んだ、殺された」と僕たちが言ったけど、感じたことを素直にことばにしてみませんか。
　　普段の生活で出てくることばかな。

『それならなぜ殺された。』兄さんの蟹は、その右側の四本の脚の中の二本を、弟の平べったい頭にのせながら云いました。
『わからない。』

Q7：「わからない」と弟のカニが答えるけど、弟の気持ちを想像して表現してみてください。

波から来る光の網が、底の白い磐の上で美しくゆらゆらのびたりちぢんだりしました。…
魚がこんどはそこら中の黄金の光をまるっきりくちゃくちゃにしておまけに自分は鉄いろに変に底びかりして、又上流の方へのぼりました。

Q8：波から来る光の網って僕はわかるな。なんだと思う？　人間のことばで言ってみて。
　　光の網をくちゃくちゃにするってどんな感じかな！　僕はわかるよ！

Q9：さあ、魚が登場したよ。鉄色に底びかりして…どんな感じ？

『お魚はなぜああ行ったり来たりするの。』
弟の蟹がまぶしそうに眼を動かしながらたずねました。
『何か悪いことをしているんだよ、とっているんだよ。』
『とってるの。』

Q10：魚が行ったり来たりする理由は君たちわかるかな？
　　　何か悪いことをしているってどんなことかな。

その時です。俄に天井に白い泡がたって、青びかりのまるでぎらぎらする鉄砲弾のようなものが、いきなり飛込んで来ました。
兄さんの蟹ははっきりとその青いもののさきがコンパスのように黒く尖っているのも見ました。

Q11：僕たちびっくりしたよ！　突然、黒い鉄砲弾が川の中に出てきたらどう思う？　想像してください。

と思ううちに、魚の白い腹がぎらっと光って一ぺんひるがえり、上の方へのぼったようでしたが、それっきりもう青いものも魚のかたちも見えず光の黄金の網はゆらゆらゆれ、泡はつぶつぶ流れました。

Q12：目の前の魚が一瞬で消えてしまったね！　僕たちどう感じたと思う？

『お父さん、お魚はどこへ行ったの。』
『魚かい。魚はこわい所へ行った。』
『こわいよ、お父さん。』
『いいいい、大丈夫だ。心配するな。そら、樺の花が流れて来た。ごらん、きれいだろう。』

Q13：お父さん登場だね。
　　　こわい所ってどこかな。人間でもこわい所ってあるの？

泡と一緒に、白い樺の花びらが天井をたくさんすべって来ました。
『こわいよ、お父さん。』弟の蟹も云いました。
光の網はゆらゆら、のびたりちぢんだり、花びらの影はしずかに砂をすべりました。

Q14：樺の花が水面を流れている様子を川底から見ていてどんな気持ちかな。

そのつめたい水の底まで、ラムネの瓶の月光がいっぱいに透とおり天井では波が青じろい火を、燃したり消したりしているよう、あたりはしんとして、ただいかにも遠くからというように、その波の音がひびいて来るだけです。

Q15：もう、12 月になったよ。川の中は、透き通ってきました。何が違うかな。川底にいて、耳をすませてみましょう。波の音が聞こえますか。月の明かりは、あなたにどのように見えますか。

蟹の子供らは、あんまり月が明るく水がきれいなので睡らないで外に出て、しばらくだまって泡を吐いて天井の方を見ていました。…
またお父さんの蟹が出て来ました。
『もうねろねろ。遅いぞ、あしたイサドへ連れて行かんぞ。』
『お父さん、僕たちの泡どっち大きいの。』
『それは兄さんの方だろう。』
『そうじゃないよ、僕の方が大きいんだよ。』 弟の蟹は泣きそうになりました。

Q16：兄弟げんかをしたことを思い出して、その時の気持ちを話してください。

『そうじゃない、あれはやまなしだ、流れて行くぞ、ついて行って見よう、ああいい匂いだな。』
なるほど、そこらの月明かりの水の中は、やまなしのいい匂いでいっぱいでした。
三疋はぼかぼか流れて行くやまなしのあとを追いました。
その横あるきと、底の黒い三つの影法師が、合せて六つ踊るようにして、やまなしの円い影を追いました。

Q17：おいしそうな実だよ。
　　　やまなしの後を追いかける僕ら3疋を想像してください。

Q18：最後まで付き合ってくれてありがとう。
　　　やまなしって、何を象徴しているんだろう。僕の気持ちになって話し合おう。

Q19：一番印象に残ったシーンは、どこですか。また、なぜでしょうか？
　　　絵にかいてみましょう。文章にかいてみましょう。

宮沢賢治の童話でまなぶココロの寄り添い方　「やまなし」
フォームへの QR コード

https://forms.office.com/Pages/ShareFormPage.aspx?id=lIZUG_wZIkeU
whLA3vB27255XQdZRKtMhGh9ComiWuRURTFISDhDOThBOFlDNzlKVUw1M
1FXTjRUSCQlQCN0PWcu&sharetoken=qPbU0qgnd4qffX5DOs9k

資料3 フィードバック用紙（＊グループワークの時の参考にしてください）

1．あなたは、自分の言いたいことをどの程度ことばで伝えられましたか。あてはまるものに○をつけてください。

① とてもうまくできた　　④ うまくできなかった
② すこしうまくできた　　⑤ ぜんぜんできなかった
③ どちらでもない

　どの点からそう感じたのか、具体的に書いてください。

_____

_____

_____

2．あなたは、メンバーの意見や気持ちをどの程度聞くことができましたか。あてはまるものに○をつけてください。

① とてもうまくできた　　④ うまくできなかった
② すこしうまくできた　　⑤ ぜんぜんできなかった
③ どちらでもない

　どの点からそう感じたか具体的に書いてください。

_____

_____

_____

３．グループはどの程度深く感想を言い合えたと思いますか。あてはまるものに○をつけてください。

① とてもうまくできた　　④ うまくできなかった
② すこしうまくできた　　⑤ ぜんぜんできなかった
③ どちらでもない

どの点からそう感じたか具体的に書いてください。

_____

_____

_____

４．深く話し合うために、あなたはどのようなことを試みましたか。

_____

_____

_____

5. グループの話し合いで、メンバーのどのような言動が、どのような影響を与えたと思いますか？

どのような言動

_____

_____

_____

どのような影響を？

_____

_____

_____

6. 今回のワークから、あなたがこれから自分の課題としたいと思うことはどのようなことがありますか。

_____

_____

_____

資料4 ワークブック「やまなし」質問文の回答例（＊質問は95頁の資料2参照）

作業療法○○学演習（OT ○年）やまなし

氏名

山田太郎

学籍番号

OT-1588

Q1　わからない言葉

幻燈、クラムボン、かぷかぷわらう、かわせみ、樺の花、イサド

Q2

深くて流れが緩やかなところ。大小いろんな石があって、ところどころに黄緑石の柔らかい苔が生えている。流れが緩やかだから、空や太陽、木の枝や葉が見てる。ときどき葉っぱや小さなゴミが流れていったり、川魚が通って黒い影が横切る。

Q3

こぽこぽ、ごー、ぽちゃん

Q4

・クラムボン；水の泡（口から出た泡や水の流れで出た泡）、あるいはカニの友達。
・泡が水銀のように見えたのは、泡が水の流れで揺らいだり、日の光が当たって光るから。

Q5

魚：タナゴやめだか？　カニ語では「めちか」（銀色で目がチカチカするから）。

魚が銀の色腹をひるがえすときは、鳥に捕まって、体をよじらせて逃げようとするとき。あるいは急いでUターンするとき。

Q6

理解できない。こわい。心臓が（ぎゅーって）痛い。悲しい。さびしい。恐ろしい。

Q7

理解が追いつかない。こわい。恐ろしい。言葉が出てこない。気持ちの表現の仕方がわからない。

Q8

日の光が水面で反射したり、水中で屈折したりしている。
上記のような穏やかな水中を魚が勢いよく泳ぎ、光がところどころ途絶える。

Q9

日の光が魚の鱗に反射してキラキラしている。

Q10

魚は食べ物を探している。悪いことと言うように表されているのは、カニの友達もエサとなってしまうから。

Q11

恐ろしい！　びっくりする！　何かわからず固まってしまう。

資料5　リハスタッフの研修会での感想

　あるリハビリテーション病院の研修会で、作業療法士、理学療法士、言語聴覚士の21人の臨床家にパワーポイントで映像を見てもらい、意見をいただきました。補助教材として使用する時に参考にしてください。

・この本を読む前に、事前に学生に「実習前に対する不安、思いを語らせる」のはどうか。
・童話を読み、素直に子どもになれる人とそうじゃない人がいるので、ペースに合わせるとよい。
・読後の余韻を受け止めることが重要だと思う。グループワークで感想を吐き出させるといい。
・研修会参加者全員「やまなし」の童話を小学校の時に読んだ経験がある。しかし、どういう話だったかは覚えておらず、なんとなく「わけがわからなかったが、不思議と印象に残った」と全員が答えていた。改めて今回体験すると、「懐かしかった」、「ふわーっ…としたものに包まれた」という体験をしたという。
・小学校の時に読んだ印象とパワーポイントを見たあとの印象が違った。なぜかと考えたが、「変わった」ということは私自身の視点が変わったということで、それは自分が変わったということかもしれない。問いに答えているうちに、だんだん私が変化して感性の力が向上した、ということかなと感じた。だったら、患者さんを理解するようなことにつながるかもしれないね。
・導入の仕方は大事かな。うまくいくと、学生が発展的にすすめることができるかもしれない。自分の体験を話すことから始めて、自分の体験だと、転んで、ひっくり返ってお空を見た体験などの共感を引き出すことになるかもしれない。
・自分の思い出話を話すなどの体験に誘導すると、魚釣りに行ったことなどから、魚や水の関係を思い出し、つなげて感じることができるかもしれません。
・教員自ら、自分の体験を話してもいいのではないかと思う。

個人的な感想

男性　PT　40代子育て中

　子どもを育てていて感じるが、今の子どもたちは表現（話して、気持ちを伝えること、お願いごとなど）が苦手だが、他人を思いやる感性はあると思う。お母さんやお父さんが忙しい時はそれなりに気を使ってお願いごとをしている。そういう気持ちを大事にしていきたい。このパワーポイントが子どもと一緒に共有できるといいかと思った。一方的でなく、フィードバックが大事で親も子ど

もにどう思うのか伝えることもいいと思う。

女性　PT　30代子育て中
　子どもと話して思うのは、子どもは小さい時に共感する経験をいっぱいもつと、大人になって共感できるのではないかと思う。子育てしてから学生さんを見ていると、なかなか表現ができていないのだなと思う。子どもと接する時間が長い短いでなく、濃密な時間を過ごすことが大事で、この本だけでなく、絵本などを媒介として共感する機会をもてるかもしれないですね。

女性　ST　30代
　宮沢賢治の童話には小さい頃から接しているが、難しいと感じる。そして皆で話し合うのも難しいと感じる。でも難しいけど、共感することはできそうだと思った。

女性　PT　30代
　実習生のとき、間違ったらどうしようという気持ちが先に立って動けなかったし質問ができなかった。私にとっては、正解がない問題を話し合うことや考えることができなかった。この宮沢賢治は正解がないことを素直なことばで発することができる。実習でなく、童話だから素直にわからないといえる。そうすると、自分も気持ちがよくなるし、相手のこころにも響くのかな。

女性　OT　30代
　スーパーバイザーの経験から学生さんが患者さんとの家庭環境などを調べても、具体的に想像できないと「とんでもない発言」をして慌てることがある。想像力をつけるにもいいかもしれない。

女性　OT　60代
　生きていること自体、数学のように答えがでるものではない。宮沢賢治の作品を通して自然を幼子のように感じるといいと思った。教育方法にソクラテスの産婆術という問答法があるけれど、それと似た手法かと感じた。また、これを通して、従来のしがらみからはずれる発想ができると思ったので楽しんだ。

〈著者略歴〉

外里冨佐江（とざと ふさえ）
長野保健医療大学保健科学部作業療法学専攻　教授
担当科目：作業療法学概論、作業療法評価学総論、人間発達学、
　　　　　作業療法基礎セミナー、作業療法治療学（高次脳機
　　　　　能障害）など

宮沢賢治の童話でまなぶココロの寄り添い方

2020 年 9 月 10 日　第 1 版第 1 刷 ⓒ

著　　　者　外里冨佐江
発　行　人　小林俊二
発　行　所　株式会社シービーアール
　　　　　　東京都文京区本郷 3-32-6　〒 113-0033
　　　　　　☎ (03) 5840-7561（代）Fax (03) 3816-5630
　　　　　　E-mail／sales-info@cbr-pub.com
　　　　　　ISBN 978-4-908083-57-0　C3047
　　　　　　定価は裏表紙に表示
装丁・デザイン　加治木由香利（三報社印刷株式会社デザイン室）
印 刷 製 本　三報社印刷株式会社
　　　　　　ⓒ Tozato Fusae 2020

本書の内容の無断複写・複製・転載は，著作権・出版権の侵害となることがあ
りますのでご注意ください.

JCOPY ＜ (一社) 出版者著作権管理機構　委託出版物＞
本書の無断複製は著作権法上での例外を除き禁じられています.
複製される場合は,そのつど事前に, (一社) 出版者著作権管理機構
（電話 03-5244-5088,　FAX 03-5244-5089,　e-mail: info@jcopy.
or.jp）の許諾を得てください.